MÉMOIRE

SUR LA

VALEUR DIAGNOSTIQUE

DE LA

PRÉSENCE DU MICROBE DE KOCH DANS LES CRACHATS

ET DE

L'EMPLOI DU GAZ SULFHYDRIQUE DANS LES SALLES D'INHALATION

DE L'ÉTABLISSEMENT THERMAL SULFUREUX

D'ALLEVARD

(ISÈRE)

POUR DÉTRUIRE LES BACILLES ET GUÉRIR LA PHTHISIE

Adressé à l'Académie de Médecine (Séance du 29 Janvier 1884)

PAR

B. NIEPCE

Ex-Médecin Inspecteur des Eaux d'Allevard,
Chevalier de la Légion d'Honneur,
Lauréat de l'Institut (Académie des Sciences), de l'Académie de Médecine,
Membre correspondant de la Société de Médecine de Lyon, etc.
Médecin-Consultant à Allevard

PARIS

VICTOR MASSON

1884

MÉMOIRE

SUR LA

VALEUR DIAGNOSTIQUE

DE LA

PRÉSENCE DU MICROBE DE KOCH DANS LES CRACHATS

ET DE

L'EMPLOI DU GAZ SULFHYDRIQUE DANS LES SALLES D'INHALATION

DE L'ÉTABLISSEMENT THERMAL SULFUREUX

D'ALLEVARD

(ISÈRE)

POUR DÉTRUIRE LES BACILLES ET GUÉRIR LA PHTHISIE

Adressé à l'Académie de Médecine (Séance du 29 Janvier 1884)

PAR

B. NIEPCE

Ex-Médecin-Inspecteur des Eaux d'Allevard,
Chevalier de la Légion d'Honneur,
Lauréat de l'Institut (Académie des Sciences), de l'Académie de Médecine,
Membre correspondant de la Société de Médecine de Lyon, etc.
Médecin-Consultant à Allevard.

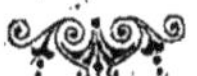

PARIS

VICTOR MASSON

—

1884

[illegible]

[illegible]

[illegible]

[illegible]

[illegible]

[illegible]

DE LA VALEUR ET DE LA RECHERCHE

DU

BACILLUS TUBERCULOSUS

DANS LA TUBERCULOSE

ET DE SA PRÉSENCE DANS LES CRACHATS

Cette nouvelle étude si importante à laquelle se livrent les savants de tous les pays, devait nécessairement appeler notre attention, nous trouvant à Allevard, dans un établissement où depuis trente années nous vivons au milieu de phthisiques, où nous avons observé un si grand nombre de tuberculeux et où nous avons pu obtenir, non seulement de grandes améliorations, mais encore des guérisons certaines chez un certain nombre de malades.

Mais avant d'exposer nos recherches, nous croyons devoir résumer tous les travaux entrepris sur ce sujet d'une si haute importance, soit en France, soit en Allemagne. Nous terminerons par fournir la preuve qu'il existe un moyen qui tue le microbe de la tuberculose et rend impossible toute culture. Nous donnerons la formule du moyen que nos études, nos observations nous ont révélé.

B. Niepce.

De la présence du microbe de la tuberculose dans les crachats

Parmi les sujets qui intéressent le plus les médecins en ce moment, qui les passionnent, on doit mettre, au premier rang, la doctrine microbienne et ses rapports avec la tuberculose. Il est une vérité qu'il faut admettre dans la pathogénie d'une foule de maladies, c'est que les microbes jouent un rôle considérable. Il faut cependant avouer que cette doctrine n'est pas universellement admise, et que quelques savants praticiens la combattent,

Les doctrines microbiennes ont été introduites dans la pathogénie par M. Pasteur. Certainement, bien avant lui des médecins avaient indiqué que des organismes infiniment petits pouvaient jouer un rôle considérable dans l'étiologie des maladies, mais cela n'enlève rien à la gloire de notre compatriote. Il faut admettre, en effet, que dans les choses de la science, la découverte appartient non pas à celui qui énonce un fait, mais bien à celui qui le démontre, après une série de recherches dirigées vers le but qu'il désire atteindre.

Or, c'est bien là le cas de M. Pasteur. Ce n'est point par hasard qu'il a été à s'occuper des questions essentiellement médicales qui ont des affinités avec la doctrine microbienne ; il y a en quelque sorte été contraint par l'enchaînement logique de ses travaux. Il avait étudié les fermentations, et cette étude l'avait conduit à la conviction que les fermentations sont dûes à des organismes inférieurs et que ces organismes ne naissent jamais spontanément. Il n'a pas tardé à arriver à cette conclusion : que certaines maladies sont produites par des organismes inférieurs.

La maladie sur laquelle porta tout d'abord son attention fut le charbon que Davaine avait étudié de son côté, et dans lequel, il avait découvert la présence d'animalcules microscopiques, de bactéries spéciales.

Le résultat de ces premières recherches ayant répondu à l'attente de l'auteur, on ne tarda pas à généraliser sa découverte et à l'appliquer, sous forme d'hypothèse, à un grand nombre d'états pathologiques et on créa ainsi la doctrine. Ce n'était encore qu'une théorie, une hypothèse, elle ne devait être acceptée, par conséquent, qu'avec une certaine réserve, mais les faits bien observés étaient incontestables.

Nos connaissances exactes, précises, scientifiques sur la tuberculose, remontent à Laennec. Bien que des travaux antérieurs aient parlé de la maladie, tout le mérite de la découverte doit lui être attribué. Cette importance est telle, qu'à l'heure actuelle c'est encore dans Laennec que l'on trouve la meilleure description clinique et anatomique de la maladie.

Cela tient surtout à une chose : c'est que Laennec s'est occupé des faits, qu'il les a étudié avec sagacité, qu'il a fait une part extrêmement petite aux théories, et que ce qu'il a vu nous le voyons tous les jours.

Laennec avait décrit les signes et les lésions de la phthisie avec une précision qui a laissé bien peu à faire à ses successeurs. On a trouvé quelques petites choses en auscultation, mais on a rien ajouté d'essentiel.

Dans la voie anatomo-pathologique, il y avait peut-être plus à faire que dans la voie clinique, et la structure intime de la tuberculose a donné lieu à de nombreuses discussions qui n'ont pas toute une égale valeur. Les uns, et Laennec était du nombre, considéraient le tubercule comme un corps étranger ; Broussais, son rival, croyait qu'il s'agissait d'un produit d'inflammation. Tout cela ne faisait pas avancer la science, et la véritable cause échappait. Les seules conditions étiologiques sur lesquelles on avait quelques notions s'appliquaient aux causes prédisposantes, et expliquaient la disposition d'un individu à devenir phthisique.

L'auteur qui, depuis Laennec, a fait faire le plus de progrès à l'étude de la tuberculose, c'est Villemin; le premier, il a démontré que cette affection était inoculable. L'importance de cette découverte est admise aujourd'hui par tout le monde et, tout récemment, en Allemagne, Conheim, dans son ouvrage, accorde à Villemin les éloges qu'il mérite.

Cette inoculabilité n'était pas une chose neuve. Elle avait été soupçonnée par Morgagni qui redoutait de devenir tuberculeux en faisant des autopsies.

M. Villemin a pris de la matière tuberculeuse des granulations transparentes ou des granulations jaunes, il l'a inoculée sous la peau d'un animal. Après quinze à vingt jours, des tubercules se sont montrés au niveau du point inoculé et, par la suite, l'animal est mort de la généralisation de cette même tuberculose dans la plèvre, le foie, le péritoine, le poumon.

Les Allemands ont modifié le procédé de Villemin. Les uns ont inoculé la matière tuberculeuse dans la plèvre ou le péritoine; d'autres l'ont injectée dans le sang; Conheim l'a injectée dans la chambre antérieure, procédé très intéressant, parce qu'en raison de la transparence de la cornée, on peut suivre pas à pas l'évolution du tubercule dans ses premières périodes.

M. Chauveau inocula des génisses qui toutes sont devenues tuberculeuses.

Toutes ces inoculations chez les animaux ont démontré que les herbivores s'inoculent plus facilement que les carnivores. Toutefois, il est important que la matière tuberculeuse soit aussi fraîche que possible, afin d'éviter l'inoculation de matières septiques.

Quand on injecte de la matière tuberculeuse, il est nécessaire d'éviter les causes d'erreurs qu'il est important de connaître. Ainsi, il est certain que des produits qui sont considérés comme n'étant pas tuberculeux, le sont.

Le pus provenant de la plupart des affections osseuses chroniques contient presque toujours, ainsi qu'on l'a démontré, l'agent spécifique de la tuberculose. D'autres fois, les résultats constatés proviennent de ce qu'on a opéré sans précautions: bien souvent, on s'est servi d'instruments sur la propreté desquels on ne pouvait compter. Ainsi on faisait notamment des inoculations de matières véritablement tuberculeuses avec une lancette qui avait servi à inoculer des produits non tuberculeux, c'est tout au plus si l'on lavait l'instrument avec une solution d'acide phénique; or, cette précaution elle-même est bien insuffisante, puisque l'acide phénique ne détruit pas le virus tuberculeux.

Il est une autre cause importante à signaler : des matières inertes peuvent produire des lésions simulant la tuberculose; mais ce sont de fausses tuberculoses, ainsi que l'a démontré M. H. Martin. Mais si, poursuivant l'expérience, on inocule comparativement sur des animaux sains l'une et l'autre de ces granulations, on constate que si celle qui provient d'une tuberculose véritable est infiniment réinoculable, il en est autrement de la granulation produite par le lycopode, qui ne peut servir à une seconde inoculation. En l'état actuel de la science, la différence entre les deux produits est caractéristique, puisque dans le tuberculose vraie, on constate toujours la présence d'un parasite qui fait défaut dans la fausse tuberculose. La tuberculose n'est donc pas seulement une maladie inoculable, c'est encore une maladie virulente comme l'est la syphilis et agissant de la même manière. Il se produit, après l'inoculation, très peu de réaction locale, et au niveau du point où a été faite l'opération, il se développe une petite masse caséeuse.

De là, la maladie passe dans les ganglions correspondants, et bientôt après, elle devient générale.

La tuberculose est non moins virulente que la syphilis, expérimentalement ; les choses se passent de la même manière dans les deux cas, puisque nous voyons l'inoculation de la matière virulente produire, pour la tuberculose comme pour la syphilis, un accident local d'abord, une affection ganglionnaire après, et enfin une généralisation.

Cette constatation, qui prouve la virulence de la tuberculose, ne devait pas tarder à la faire ranger parmi les maladies parasitaires ; et, de fait, le parasite de la tuberculose a été admis bien avant qu'il ait pu être démontré.

Il y a quelques années, M. le professeur Bouchard soutenait son existence, dans les leçons qu'il faisait à l'Ecole de Médecine. Depuis, Klebs en Allemagne, Toussaint en France, l'ont décrit ; mais il paraît aujourd'hui démontré que le parasite qu'ils ont décrit est dû à des cultures insuffisantes.

C'est à Koch que revient le mérite de la découverte, et ce mérite, personne ne saurait lui contester.

Il s'est servi, pour arriver à ce résultat, des procédés indiqués par M. Pasteur, lorsqu'il s'est agi de démontrer l'existence de la bactérie du charbon.

Pour démontrer que le parasite était la cause véritable, il fallait l'isoler, et c'est ce qu'à fait M. Pasteur, se servant pour cela d'une méthode qu'il a imaginée pour étudier la fermentation, la méthode des cultures successives.

On prend une goutte de sang contenant le parasite et on le cultive dans un milieu spécial, qui pour le charbon, est l'urine neutre ou alcaline. Le parasite se développe dans ce milieu : on en prend une goutte, on la place dans un second flacon contenant le même liquide de culture, et on constate à nouveau le développement du parasite. Cette opération peut être renouvelée indéfiniment et c'est ainsi que l'on arrive à une quinzième ou vingtième solution. Or, comme en inoculant à un animal une goutte de cette dernière solution, on reproduit la maladie primitive, on est en droit d'attribuer cette maladie au parasite cultivé.

Dans une leçon clinique des plus intéressantes faite à l'hôpital de la Pitié, M. le professeur Debove a exposé sa pensée sur la tuberculose, en disant que la tuberculose parasitaire est la seule vraie, que la tuberculose sans parasite (phthisis ab hemoptae, dégénérescense caséeuse), ne serait qu'une fausse tuberculose.

Lorsque nous aurons longuement décrit toutes les recherches qui ont été faites pour trouver le bacille, nous exposerons les causes capables de faciliter son développement. Nous démontrerons les causes de la contagion de cette maladie, ses voies qui sont au nombre de quatre : 1° la peau ulcérée comme l'ont démontré les expériences de Villemin ; 2° la voie pulmonaire ; 3° l'ingestion de matière tuberculeuse, d'après M. Chauveau : enfin 4° le mode de contagion signalé par M. Verneuil.

La tuberculose, suivant M. Debove, est toujours due à la contagion, et nul ne devient tuberculeux s'il ne reçoit de l'extérieur le germe de la maladie, le bacille de la tuberculose. Cette contagion est rendue possible et facilitée par les dispositions particulières inhérentes à l'individu, héréditaires ou acquises. Mais ces dispositions n'agissent qu'en préparant le terrain et en le rendant propre à la multiplication du germe. Les conséquences hygiéniques qui découlent de l'application de ces nouvelles doctrines sont très-importantes, et pourront contribuer très-efficacement à la prophylaxie de la phthisie pulmonaire. Toutefois nous ne devons pas oublier que nous sommes médecins, comme l'a si bien dit M. le professeur Jaccoud dans sa 1re leçon de clinique à la Pitié, et que nous ne devons pas méconnaître les applications thérapeutiques, fruits de tant d'années d'expériences, et vouloir instituer un traitement parasiticide aveugle, unique.

Des différents procédés de recherche du bacille tuberculeux de Koch dans les poumons et les crachats des phthisiques.

On comprend facilement l'importance de rechercher dans les crachats d'un malade affecté de toux chronique, l'existence du parasite et d'en conclure l'existence de la tuberculose. Mais auparavant, il est nécessaire de décrire les méthodes employées pour découvrir le microbe, méthode de Koch.

Ce savant a placé des coupes de poumons tuberculeux dans du bleu de méthilène alcalinisé avec de la potasse. Tous les microorganismes se colorent dans ce milieu, mais si l'on ajoute à la préparation une solution aqueuse de vésuvine ou brun de phériglène, jouissant de la propriété de colorer toutes les bactéries en brun, mais laissant aux bacilles de la tuberculose leur couleur primitive, on les isolera complètement.

Cette réaction est caractéristique du bacille de la tuberculose ; cependant, elle s'applique aussi au bacille de la lèpre, mais celui-ci se colore par les couleurs d'aniline dans les conditions ordinaires, c'est-à-dire suivant la méthode de Weighert, tandis que la bactérie tuberculeuse est réfractaire à ce mode de coloration.

Le procédé de Koch doit être employé ainsi :

Solution concentrée de bleu de méthylène dans l'alcool. . . 1
Eau distillée 200

Agiter et ajouter 0,2 d'une solution de potasse caustique dans l'eau au dixième.

On laisse les préparations baigner dans cette solution pendant vingt-quatre heures. Après ce temps on les retire, on les lave et on les replonge ensuite en les y laissant pendant deux minutes, dans une solution concentrée de vésuvine dans l'eau. Puis on sèche la pièce, on l'éclaircit avec une goutte d'essence de girofle et on la fixe sur une lame à l'aide d'une goutte de baume de Canada.

Que se passe-t-il dans ces deux opérations ? Plongée dans le bleu de méthylène, toute la préparation se colore en bleu, éléments et bacilles de Koch ; mais lorsqu'on place cette préparation dans la solution aqueuse de vésuvine, cette matière colorante prend la place du bleu de méthylène dans tous les éléments contenus dans la préparation, à la seule et unique exception du bacille de la tuberculose et de la lèpre, qui reste coloré en bleu, si bien que, lorsqu'on examine la préparation au microscope, les bacilles tranchent nettement par leur coloration bleue sur le fond brun clair que donne la vésuvine.

Ce procédé vient d'être abandonné par son auteur, qui lui préfère celui d'Ehrlich. Le seul avantage que présente le procédé de Koch, c'est de réduire à deux les manipulations. Il faut avouer qu'il présente un inconvénient, celui du trop peu de différence qui existe entre le bleu et le brun ; ce qui fait qu'au microscope, il est parfois difficile de distinguer un bacille d'une fibre de mucine offrant quelquefois l'aspect du microbe.

Procédé d'Ehrlich.

Ce procédé utilise également de deux solutions colorantes comme celui de Koch ; mais Ehrlich y a ajouté une opération intermédiaire, c'est celle de la décoloration de la préparation par l'acide azotique au tiers. L'acide azotique ainsi employé a la propriété de décolorer tous les éléments et les microbes contenus dans une préparation, à l'exeption du bacille de la tuberculose.

Le liquide colorant dont se sert Ehrlich est une solution de fuchsine dans un liquide alcalin ; la base alcaline choisie par Ehrlich est la phénylamine ou aniline, en raison de sa consistance huileuse. Cette huile est un liquide jaunâtre, brunissant rapidement à la lumière. Un gramme de cette huile se dissout dans 30 grammes d'eau.

Voici la manière de préparer cette solution colorante : On met dans un tube à urine de l'eau distillée à laquelle on ajoute quelques gouttes d'huile d'aniline jusqu'à saturation. On agite violemment le tube afin de mêler intimément l'huile à l'eau. Ceci fait, on ajoute à ce liquide une solution alcoolique saturée de fuchsine goutte à goutte, jusqu'à ce que la teinte soit assez foncée.

Puis on filtre cette solution à travers un filtre préalablement mouillé, afin que les gouttelettes d'huile d'aniline qui s'y trouvent en excès ne passent pas au travers du filtre.

La lamelle, sur laquelle est étalé le crachat de la façon que nous allons décrire, est plongée dans cette solution, et y est laissée vingt-quatre heures à la température de 40 à 50 degrés.

Telle est la première opération terminée qui donne la coloration par la fuchsine.

La seconde opération consiste à enlever la matière colorante de tous. les éléments de la lamelle, en laissant intacte la coloration intense des bactéries de la tuberculose.

Pour cela, on se sert d'acide azotique officinal étendu de deux fois son volume d'eau, et voici comme on procède : On retire les lamelles de la solution de fuchsine et directement on les plonge dans un bain d'acide azotique au tiers; on imprime un léger mouvement de va-et-vient au liquide qui, passant sur les lamelles, achèvent de les décolorer. Si bien qu'au bout de quelques secondes, si la préparation a été bien faite, il ne reste plus aucune partie colorée.

La troisième opération, dite de recoloration, consiste à colorer le fond de la préparation. On comprend, en effet, que les bacilles qui, après le lavage à l'acide azotique, sont restés colorés en violet par la fuchsine ne pourraient être que difficilement aperçus, étant dans la préparation les seuls éléments qui puissent servir à mettre le microscope au point.

Pour éviter cet inconvénient, on recolore à l'aide du bleu de méthylène les éléments qui constituaient le crachat sur la lamelle, et qui ont été décolorés par l'acide azotique et non détruits : de cette façon, on obtient un fond coloré qui permet de mettre l'instrument au point et en même temps de laisser aux bacilles colorés en violet leur teinte, qui se détache nettement sur le fond bleu de la préparation.

Voici comment l'on procède à cette seconde coloration : On met de l'eau distillée dans un verre de montre, et on y ajoute, à l'aide d'un agitateur, quelques gouttes d'une solution alcoolique concentrée de bleu de méthylène, jusqu'à ce que la coloration soit suffisante. Puis, après avoir plongé les lamelles décolorées dans de l'eau afin d'enlever l'excès d'acide azotique qui s'y trouve, on plonge ces lamelles dans un verre de montre contenant la solution de bleu de méthylène.

On laisse les lamelles dans la solution pendant dix minutes, puis on les retire, on les sèche on éclaircit ensuite la préparation avec l'essence de girofle et on la monte finalement sur du baume de canada.

Modifications apportées au procédé d'Ehrlich.

Les diverses modifications apportées au procédé d'Ehrlich sont peu heureuses; ainsi celui de Van Ermengem ne diffère de celui d'Ehrlich qu'en ce que son auteur profite de la plus grande solubilité de l'huile d'aniline dans l'alcool. Il y met 4 grammes d'aniline liquide dans 20 grammes d'alcool à 40° tenant en dissolution une couleur d'aniline, puis il y ajoute ensuite une égale quantité d'eau distillée.

Le reste des manipulations est le même que dans le procédé d'Ehrlich.

Le procédé de Brem est basé sur l'emploi d'une solution très concentrée de fuchsine contenant 24 volumes d'eau, 12 volumes d'alcool fort et 2 volumes d'aniline. On laisse agir le réactif de dix minutes à une demi-heure, puis on procéde comme il a été dit plus haut.

Le procédé de Gibbes emploie aussi deux liquides colorants : l'un à base de magenta, colore les bacilles tuberculeux, l'autre à base de chrysoïdine, donne à la préparation un fond destiné à faire ressortir les éléments parasitaires, puis on décolore par l'acide azotique au tiers.

Le seul avantage de ce procédé, c'est que les lamelles n'ont besoin de plonger dans cette solution de magenta que quinze minutes.

Du mode de préparation des crachats.

Choix du crachat. — Il est bien certain que tous les crachats d'un tuberculeux n'ont pas, au point de vue auquel nous nous plaçons, la même valeur. Il suffit, pour s'en assurer, de prendre le crachoir d'un tuberculeux qui expectore jusqu'à 300 grammes de mucosités par vingt-quatre heures.

On prendra vingt crachats successifs, sans tomber sur celui qui contient des bacilles en quantité suffisante, non que nous voulions dire que chez un tuberculeux il n'y a que quelques rares crachats qui contiennent des bacilles, mais nous sommes convaincus que chez un tuberculeux qui expectore beaucoup et qui n'est pas à la période ultime, il n'y a que quelques crachats rendus dans les vingt-quatre heures qui contiennent une quantité assez notable de bacilles pour donner lieu à une préparation probante.

Les crachats d'un tuberculeux ne sont pas identiques pendant toute la durée de la maladie; au début, ce sont de simples crachats de bronchite; à une autre période, lorsqu'il n'y a pas encore de cavernes, les crachats deviennent mucosopurulents, verdâtres, ils sont privés d'air et on y voit des stries jaunâtres qui tranchent nettement sur la masse : cette disposition est connue depuis longtemps, et Traube a fait connaître la véritable signification de ces lignes striées. Au lieu de cellules arrondies et régulières, le microscope y montre des cellules déformées et atrophiées et un détritus granuleux. Ces éléments sont de formation ancienne et il est évident qu'ils ont subi la dégénérescence granuleuse. —

Ce sont là les crachats que l'on doit choisir pour y trouver des bacilles de la tuberculose, et c'est à ce caractère, de présenter cette striation jaunâtre, qu'ils pourront être distingués des autres crachats et principalement des crachats qui sont expectorés à l'époque des cavernes, crachats composés de deux parties distinctes, une liquide, muqueuse, aérée, venant des bronches, l'autre formée de masses isolées de forme nummulaire et déchiquetées, de couleur grisâtre, quelquefois striées de sang, formées de détritus granuleux et de fragments membraneux détachés des parois des cavernes, crachats dans lesquels on trouve peu de bacilles, tandis que les autres en sont remplis. D'où provient cette différence ? C'est que, comme nous l'avons dit, les crachats qui précèdent la période d'excavation sont de formation ancienne; ils ont séjourné longtemps dans le poumon avant d'être rejetés au dehors; or, Koch a reconnu que le pus du poumon était un milieu de culture très favorable pour les bacilles de la tuberculose et, partant, un crachat contient d'autant plus de bacilles qu'il a séjourné plus longtemps dans le poumon.

Si les crachats que nous venons de décrire, et provenant de cavernes, sont moins riches en bacilles, cela tient à ce que le tissu des cavernes, dont ils sont en grande partie formés, contient peu de bacilles.

Ce fait a été reconnu par tous les praticiens qui ont fait des recherches; ainsi Balmer et Frantzel, dans leur article de la *Berliner Klinische Wochenschift*, ont toujours reconnu ce fait.

Lorsque le crachat a été choisi, on le prend avec une pince qu'on a fortement chauffée afin de détruire les microbes qui pourraient s'y trouver du fait d'analyses précédentes, puis on étale le crachat sur une lame et avec deux aiguilles on cherche la partie du crachat qui semble le plus convenable. Cette partie du crachat qui doit servir à l'expérience ne doit pas être plus grosse qu'un grain de blé et même moins, s'il est possible, car la préparation doit être aussi mince que possible, puis on la place à l'aide de l'aiguille sur une lamelle et on doit l'étendre dans tous les sens, de façon à détruire l'homogénéité du crachat. Ceci fait, on recouvre la face de la lamelle sèche, et saisissant ces deux lamelles entre le pouce et l'index, on leur imprime un léger mouvement de rotation l'une sur l'autre, opération qui a pour but d'étaler en une couche très mince le crachat et de faire servir le même crachat à une double préparation.

Lorsqu'il semble assez étalé, on fait glisser doucement la lamelle supérieure sur l'inférieure, de façon à obtenir une couche de crachat uniforme et on passe chaque fois chacune de ces lamelles deux ou trois fois, et lentement, au-dessus d'une lampe à alcool, la face sèche dirigée du côté de la flamme, afin de faire sécher le crachat et de le faire adhérer intimement à la lamelle. Cette petite opération est très importante, car si la couche de crachat dont la lamelle est enduite est un peu épaisse et si elle n'est pas convenablement séchée, lorsqu'au sortir de la solution de fuschine, on la mettra dans l'acide azotique, la couche de crachat se détachera et ira flotter dans l'acide, et la préparation sera perdue.

Lorsque le crachat est ainsi étalé et séché, on place les lamelles dans la solution de fuschine alcalinisée qu'on prépare comme nous l'avons dit plus haut. Pour cela, on a rempli préalablement un ou deux verres de montre, de la solution de fuschine, et dès que les lamelles sont bien séchées, on les plonge dans cette solution. On abrite à l'aide d'une cloche les deux verres de montre, afin que pendant les vingt-quatre heures que dure la coloration des lamelles, aucune poussière ne vienne, en tombant dans la solution, la détériorer.

Il est indispensable que la solution de fuchsine soit fraîchement préparée et filtrée. Elle ne doit pas être trop concentrée, afin que la coloration des bacilles étant moins foncée se détache mieux sur le fond de la préparation.

Au bout de vingt-quatre heures, la coloration est suffisante : alors il faut retirer les lamelles de la fuchsine et procéder à leur décoloration par l'acide azotique au tiers en volume.

Pour cela on a rempli préalablement le fond d'une soucoupe d'acide azotique au tiers et on retire une lamelle d'un des verres de montre, et sans avoir besoin de la laver, on la plonge, la face enduite du crachat tournée vers l'opérateur, dans l'acide azotique. Immédiatement, la teinte violet ardent disparaît pour faire place à une teinte jaunâtre qui disparaît elle-même, en ayant soin d'agiter les lamelles dans l'acide azotique à l'aide d'un agitateur en verre. Il est très-important que les lamelles soient complètement décolorées et il faut, à cet effet, laisser la préparation jusqu'à ce qu'elle ne laisse plus rien voir de sa couleur première.

Ceci fait, on la retire avec un agitateur et, pour enlever l'excès d'acide azotique qui s'y trouve, on la plonge à plusieurs reprises, en la tenant, avec une pince, dans une autre soucoupe placée près de la première et remplie d'eau distillée.

Dans cette dernière opération, on voit la lamelle, d'incolore qu'elle était, redevenir légèrement rosée, surtout au point où le crachat est le plus épais. Cela tient à ce que l'eau, étant toujours légèrement alcaline, enlève l'excès d'acide qui se trouve sur la lamelle et, par son alcalinité, laisse apparaître un peu de la coloration première des éléments contenus sur la lamelle.

La dernière opération consiste à colorer le fond de la préparation afin de pouvoir mettre facilement le microscobe au point. Pour cela on se sert du méthylène dissous jusqu'à saturation dans l'alcool. A l'aide d'un agitateur, on met dans un verre de montre rempli d'eau distillée, quelques gouttes de cette solution alcoolique jusqu'à ce que la coloration bleue soit assez intense, puis on y plonge la lamelle qui vient d'être lavée à l'eau distillée. On doit laisser la préparation pendant 10 à 15 minutes se colorer dans cette solution de bleu de méthylène, car il est nécessaire que le fond soit nettement coloré. Lorsque le fond n'est que très-légèrement bleu, l'œil se fatigue bien plus vite et la mise au point est bien plus difficile, toutes choses qui nuisent à la recherche du bacillus.

Au bout de dix minutes on retire la lamelle et on la fait sécher. Cette opération peut se faire à la chaleur d'une étuve ou au-dessus d'une lampe à alcool. Mais le premier de ces procédés demande une installation qu'il est parfois difficile de se procurer, et le second présente un inconvénient de voir souvent, par le fait de la chaleur trop vive et mal réglée d'une lampe à alcool, la lamelle retirée humide et la solution de bleu de méthylène se briser.

Pour la dessication de la pièce, il vaut mieux procéder ainsi : On prend la lamelle entre deux doigts de la main gauche et l'on essuie, avec un linge fin, la face de la lamelle qui ne contient pas de crachat, l'autre face est approchée du bec d'un vaporisateur vide, dont on se sert pour diriger un courant d'air assez violent et continu qui suffit à évaporer rapidement tout le liquide contenu sur cette face de la lamelle.

Cette dessication de la pièce doit être complète, car si elle était encore humide au moment où l'on se sert d'essence de girofle pour l'éclaircir et de baume de Canada pour monter, il se produirait au contact de ces deux substances et de l'eau, un précipité blanchâtre trouble qui rendrait plus difficile la recherche du bacillus.

Lorsque la dessication de la lamelle est terminée, on éclaircit la préparation, qui est devenue opaque, avec une goutte d'essence de girofle, qu'on dépose sur la face qui contient le crachat, et qu'on étale doucement avec une aiguille.

Ceci fait, on prend une lame bien essuyée et sur laquelle on dépose une grosse goutte de baume de Canada dissous dans le chloroforme. On dépose la lamelle sur cette goutte de baume, la face qui contient le crachat tournée du côté de la lamelle, et la préparation est terminée. Le baume de Canada a pour but de conserver la préparation.

En résumant ce qui vient d'être exposé, voici ce qui se passe :

Dans la solution alcaline de fuchsine, tous les éléments contenus sur la lamelle se colorent en violet.

Dans l'acide azotique étendu, au tiers, tous les éléments se décolorent, sauf le bacille de la tuberculose.

Dans le bleu de méthylène, tous les éléments qui n'ont pas été détruits par l'acide se recolorent en bleu et les bacilles restent colorés en violet.

Pour examiner au microscope ces bacilles, il faut le plus fort grossissement et un éclairage très-intense.

Ainsi examiné, le bacillus tuberculosus de Koch se présente sous la forme d'un petit bâtonnet long de 2 à 6 millimètres, sa largeur est le sixième de sa longueur. Il est toujours immobile, certains auteurs ont parfois constaté qu'il était acuminé à ses deux extrémités. On distingue souvent dans l'intérieur de quelques-uns 4 à 6 granulations arrondies, véritables spores proléfères.

Ces bacilles sont tantôt isolés et écartés les uns des autres, tantôt ils sont groupés et forment de petits îlots.

Quoi qu'il en soit de leur disposition, de leur nombre et de leur aspect extérieur, ces bacilles se rencontrent dans tous les éléments et produits tuberculeux, dans l'intérieur des cellules blanches et des cellules géantes.

Ce bacille s'observe chez tous les tuberculeux et seulement chez les tuberculeux.

C'est ce fait que nous avons voulu vérifier en examinant les crachats des tuberculeux. Nous allons maintenant passer en revue les recherches des différents observateurs, puis nous donnerons le résultat de nos propres recherches et les conclusions qui en dérivent. Heureux si nous aurons pu, dans ce travail, apporter une part, si petite qu'elle soit, au vaste contingent fourni avant nous sur la recherche des bacilles de Koch dans les crachats, au point de vue du diagnostic de la tuberculose.

Une très-importante amélioration dans le procédé de culture vient d'être annoncée à l'Académie de Médecine dans une récente séance. M. Chauveau abrège considérablement le temps nécessaire aux cultures des microbes que Koch employait. « Comme milieu de culture je me sers, dit l'auteur, de bouillon de poulet léger et clair, préparé avec une partie de viande et cinq d'eau. Pour obtenir la semence, je féconde toujours le matras où elle doit se faire, avec du sang frais de cobaye et je ne prolonge jamais la culture au delà de vingt-quatre heures, la température étant maintenue à + 43°. L'expérience m'a enseigné que c'est dans la période comprise entre la douzième heure et la vingtième heure de la culture que le mycelium fragmenté qui en résulte est le mieux disposé à subir l'atténuation par le chauffage rapide.

« C'est à la température de + 48° que j'expose pendant trois heures le mycelium de cette culture, pour y déterminer l'atténuation fondamentale.

« Pour les cultures de deuxième génération qui fournissent la matière dite vaccinale, il faut veiller à ce que cette couche soit également épaisse dans tous les récipients, sans quoi on s'expose à obtenir des résultats fort divers. Le résultat normal s'observe dans le matras Pasteur du modèle ordinaire le plus grand, garni de 20 grammes de bouillon. La culture qui résulte de l'exposition de ces matras à la température + 35° + 37° pendant cinq à sept jours est généralement plus ou moins riche en belles spores, douées d'un commencement d'atténuation et surtout de la propriété de l'atténuer davantage sous l'influence du chauffage à + 80° + 82° pendant une heure et demie. »

Ce procédé de M. Chauveau rendra plus facile et plus rapide la recherche des bacilles dans les crachats.

De la valeur diagnostique de la présence des bacilles de Koch dans les crachats et du principe gazeux à employer pour les tuer.

Bien qu'il fut très-important d'étudier la valeur diagnostique des bacilles dans les crachats, peu de travaux ont été faits sur cette question. Avant d'exposer le résultat de nos recherches, il nous a paru utile de passer en revue les travaux des auteurs sur ce sujet.

L'année dernière, Hiller publia un article dans *Zeitschrift für Kliniche médecin*, page 138, tome V. Il fut suivi d'un autre mémoire de Balmer et de Fraentzel.

Ces auteurs ont rassemblé les préparations de crachats aux diverses époques de la maladie, et les ont conservés jusqu'à la fin de l'observation pour pouvoir faire des expériences comparatives. Dans le cas de mort, ils ont fait l'autopsie pour savoir quelle était la relation entre l'étendue des lésions et le mode d'évolution des bacilles dans les crachats d'une part, et d'autre part, pour connaître en quel nombre ils se trouvent dans les poumons, et qu'elle est leur façon d'être dans les organes. Voici leurs conclusions :

— 15 —

1° Le pronostic d'un cas donné de tuberculose pulmonaire se déduit sûrement par les renseignements fournis par le microscope sur le nombre, le degré de développement des bactéries tuberculeuses contenues dans les crachats. Le pronostic est d'autant plus mauvais que ces éléments sont plus abondants et plus développés. Dans tous les cas qui se terminaient par la mort, les bacilles existaient en quantité considérable dans les crachats.

2° Le nombre des bacilles est variable dans le cours de la maladie ; il est en rapport direct avec l'extension du processus destructeur et arrive à son summum à la fin de la vie du malade.

3° La distribution des bacilles dans les crachats n'est pas la même pour tous les malades. Chez les uns, ils sont disposés d'une façon égale ; chez les autres, on les voit groupés en amas.

4° Leur degré de développement est très variable. Dans beaucoup de cas, les bacilles paraissent petits, mal développés, dépourvus de spores.

5° Ce moindre degré de développement des bacilles se rencontre chez les tuberculeux dont la maladie progresse lentement ou s'arrête complétement.

6° Dans les cas de tuberculose rapide avec fièvre, sueurs nocturnes, les bacilles sont beaucoup plus grands, la sporulation s'y distingue plus nettement. De plus, chaque examen en révèle constamment, l'existence, la présence.

7° L'abondance des bactéries est proportionnelle à l'intensité de la fièvre.

8° Les bacilles tuberculeux sont toujours plus fréquents dans les crachats que dans les parois des cavernes.

9° D'où il résulte que le crachat semble être un milieu de culture plus favorable pour le bacille que le tissu pulmonaire.

Nous allons maintenant exposer nos propres recherches, nos expériences, que nous ferons suivre de nos conclusions qui nous ont conduit à trouver le moyen de tuer le microbe, moyen qui agit directement sur les voies respiratoires.

Notre but, dans ce travail, a été de vérifier l'exactitude du principe énoncé par Balmer, à savoir que dans les crachats des tuberculeux, on trouve toujours des bacilles de Koch, que l'inhalation de l'acide sulfhydrique produit toujours la mort du bacille, et que ce moyen peut guérir la phthisie, comme nous le démontrerons plus loin.

Nous avons porté nos investigations sur dix-neuf tuberculeux, chez lesquels l'examen de la poitrine nous a démontré de la manière la plus évidente, tous les symptômes de la tuberculose. Nous n'avions donc aucun doute sur la nature de la maladie. Nous avons examiné avec plus grand soin les crachats de chacun des malades, en prenant note de toutes nos observations.

1re OBSERVATION.

Tuberculose au 1er degré.

Mlle B....., de Paris, arrive à Allevard le 20 juin 1883. Elle est âgée de 18 ans, d'un tempéramment lymphatique, d'une constitution délicate ; ses parents jouissent d'une bonne santé. Elle est mal réglée. Depuis quatre ans, elle s'enrhume facilement. Au mois d'avril dernier, elle a eu une légère hémoptisie qui n'a pas eu de suites. L'examen de la poitrine me démontre qu'il existe à droite de la matité occupant la cavité sous-claviculaire et s'étendant jusque près de la quatrième côte ; en arrière, je constate également de la matité dans la fosse sus-épineuse. L'auscultation révèle de la rudesse dans ces mêmes régions, des craquements secs, un peu d'expiration prolongée et quelques râles humides. La malade expectore le matin deux ou trois petits crachats, qui, soumis au procédé de Koch, indiquent la présence de quelques bacilles. Il est évident que tous ces symptômes indiquent l'existence de la tuberculose.

Elle fut soumise au traitement sulfureux consistant en l'usage de la boisson de l'eau minérale et surtout à celui des salles d'inhalation gazeuse par courtes séances de dix à quinze minutes, répétées six à huit fois par jour. Après six jours de cette médication, je constate une légère diminution dans le nombre des bacilles. Le treizième jour, je n'en trouve que deux. Le quinzième jour, la malade prend ses règles et je suspends le traitement pendant quatre jours. Avant de reprendre la médication, j'examinais de nouveau les crachats et je trouvais que les bacilles étaient plus petits. Je fais continuer la cure pendant 26 jours en augmentant la durée des inhalations. Tous les cinq jours, j'auscultais la poitrine, afin de constater s'il y avait ou non de l'amélioration. La malade toussait moins, l'oppression avait diminuée, les forces et l'appétit avaient augmenté. La matité était moins étendue, la malade allait mieux et paraissait très satisfaite. La rudesse avait notablement diminuée, les râles peu étendus, et le dernier examen des crachats me permit de reconnaître l'absence complète de bacilles. Il était évident qu'il s'était produit une notable amélioration. A son départ, je l'engage à continuer chez elle l'usage des inhalations d'eau d'Allevard, au moyen d'un pulvérisateur.

2e OBSERVATION.

Mme R....., de Dijon, âgée de 23 ans, mère de deux enfants, a toujours joui d'une bonne santé ; placée à la tête d'une grande maison de détail où elle fatigue beaucoup, la malade a contracté une petite toux sèche, pénible, datant de quatre mois. Forcée de rester dans le magasin pour surveiller ses employés et la vente, elle s'est mal soignée, se contentant de boire du lait. Dans le but de la soustraire à ce milieu, et de guérir la toux, son médecin l'envoya à Allevard où elle arriva le 3 juillet. Cette jeune femme, née de parents bien portants, d'un tempérament sanguin, d'une bonne constitution, n'avait jamais eu qu'un léger rhume au mois de mars 1882. Au mois de décembre dernier, à la suite d'une forte émotion, elle eut pendant deux jours des crachements de sang. A son arrivée, je constate une toux sèche, quelques petits crachats muqueux le matin. Elle est bien réglée. Elle a eu deux couches faciles. Elle a un peu maigrie. La percussion indique de la matité dans la fosse sous-épineuse à droite et un peu en avant sous la clavicule, quelques râles secs, un léger bruit de soufle et un peu de rudesse. Tous ces signes indiquaient une tuberculose au premier degré.

Il était donc nécessaire de s'assurer si les crachats renfermaient des bacilles. Dès le lendemain de son arrivée. avant de commencer la cure, je recueillis des crachats que j'examinais. Ils avaient une apparence muqueuse, privés d'air, renfermant quelques stries jaunâtres tranchant nettement sur la masse. Ils étaient formés de cellules déformées, d'un détritus granuleux. Le reste du crachat est composé de mucus des bronches. Je constate la présence de quelques bacilles qui confirment le diagnostic que l'examen de la poitrine m'avait indiqué.

La malade est soumise à la médication sulfureuse, soit par la boisson, soit par les inhalations. J'examinais les crachats tous les six jours, et je pus constater la diminution des bacilles dès le douzième jour. A dater du dix-septième jour jusqu'à son départ le vingt-septième, je n'ai plus trouvé de bacilles dans les crachats dont le nombre avait progressivement diminué en même temps que la toux. L'appétit était meilleur ; les forces avaient augmenté.

3e Observation.

M. L....., de Saint-Quentin, nous est adressé à Allevard par M. le professeur Hardy. Il est âgé de dix-neuf ans, d'un tempérament lymphatique, d'une constitution délicate, né de parents bien portants. Il n'avait eu que de légers rhumes. A son arrivée, je constate une petite toux sèche. Il n'expectore que de petits crachats muqueux, blanchâtres. Il n'a jamais eu d'hémoptisie. Il a pourtant maigri et depuis un mois l'appétit a diminué ainsi que les forces. L'examen très complet de la poitrine, l'auscultation renouvelée pendant plusieurs jours de suite, indique seulement quelques râles muqueux et sybilants : la percussion indique une très-légère diminution du murmure vésiculaire, un peu de submatité en avant et à droite. J'étais en droit de considérer ce cas comme très douloureux et embarrassant, par suite de l'absence de signes sthétoscopiques. Un examen des crachats pendant plusieurs jours ne révéla la présence d'aucun bacille ; enfin, le huitième jour de l'arrivée, j'en découvris trois dans un des crachats du matin.

Dès ce moment, le diagnostic devint certain. Le malade continua le traitement par les inhalations pendant vingt-quatre jours. Le quatorzième jour, à la suite d'une trop longue course dans la montagne, le malade fut très oppressé, la toux augmenta et la submalité reconnue au début devint plus manifeste. Le jeune homme n'avait pas de fièvre. Ces symptômes, joints à la présence des bacilles, me firent diagnostiquer une tuberculose au premier degré. Au vingt-deuxième jour du traitement le malade allait mieux, l'état local du poumon s'était amélioré. La toux avait notablement diminuée, l'appétit était meilleur, les forces revenaient.

Les crachats étaient plus rares et ne contenaient plus de bacilles. Le traitement continué encore pendant quelques jours, augmenta l'amélioration, et tous les signes sthétoscopiques avaient disparu.

4e Observation.

Tuberculose larvée.

Les observations que nous venons de décrire démontrent évidemment que sans la présence du microbe dans les crachats, la tuberculose pourrait être méconnue par l'absence des signes fournis par l'auscultation.

L'observation suivante offre le plus grand intérêt. Le 15 décembre dernier, nous sommes appelés à voir une jeune dame anglaise âgée de 26 ans. Cette dame a toujours joui d'une belle santé. Elle est bien réglée et n'a jamais eu d'enfant.

Elle nous déclare que depuis six semaines elle a maigri, que son appétit a diminué, et qu'elle a moins de forces. Elle ne toussait pas. Son père est mort du choléra aux Indes et sa mère a une bonne santé ; ses deux enfants sont bien portants. Il y a deux jours qu'elle est arrivée à Nice, se rendant à Florence et à Rome. Le matin du 2 janvier, pendant son premier déjeûner, elle a eu une quinte de toux accompagnée et suivie de crachats muqueux, renfermant des stries de sang. Appelé auprès d'elle, j'examinais très-attentivement la poitrine et je ne trouvais rien d'anormal. La percussion ne rencontre aucune matité. La respiration est complète. J'emporte les crachats, et après les avoir soumis au procédé de Koch, je les examinais au microscope, je n'y constatais la présence d'aucun microbe. Pendant la nuit suivante et dans la matinée, elle expectora encore des crachats teintés de sang noirâtre qui avaient séjourné dans les bronches. C'est dans ces derniers crachats que je trouvais deux bacilles. Depuis lors, la toux est devenue plus fréquente. Il s'est manifesté de la fièvre, l'appétit a diminué, les forces diminuent, la malade est oppressée, et l'auscultation me permet de constater que tout le poumon gauche présente de la matité, des râles secs, des craquements, du soufle tubaire, de l'expiration prolongée. Il est évident que la poussée tuberculeuse tend à se généraliser. Au début, il n'existait aucun signe de tuberculisation : la présence seule des bacilles me fit craindre la phthisie. En ce moment 6 février, l'expectoration est abondante et les crachats renferment une grande quantité de bacilles.

5e OBSERVATION.

Laryngite et tuberculose à marche rapide.

M. D....., de Genève, arrive à Allevard à la fin du mois de juin dernier. Ce malade est presque aphone. Il a de violentes quintes de toux et se plaint de gêne, de douleurs à la gorge. Il rend des crachats d'apparence muqueuse. Il n'est pas oppressé ; mais il a maigri et perdu des forces. Le pharynx présente une muqueuse rouge, sillonnée de petits vaisseaux sanguins dilatés. Il existe quelques granulations. A l'examen au laryngoscope, je constate une vive injection de toute la muqueuse du larynx, s'étendant aux deux cordes vocales qui ont perdu leur élasticité et dont les bords boursouflés ne se rencontrent qu'imparfaitement.

Je voulais m'assurer si, dans certains cas de laryngite, lorsque l'examen de la poitrine n'indiquait aucune lésion, que l'on ne pouvait pas soupçonner l'existence de tubercules, il n'était pas nécessaire de rechercher si les crachats ne contenaient pas de bacilles.

L'auscultation faite avec le plus grand soin, ne signale aucuns signes pathognomoniques. Il n'existe qu'une légère submatité à gauche, un bruit de soufle à peine indiqué, pas de craquements, ni secs, ni humides, pas d'expiration prolongée. Dans la journée peu de crachats, seulement deux ou trois petits au réveil. Tout parait localisé sur la muqueuse pharyngo-laryngée. Il n'existe ni ulcérations, ni granulations sur la muqueuse du larynx. Voulant m'assurer de la composition des crachats, j'en fis plusieurs fois l'examen et quel fut mon étonnement de trouver deux bacilles une fois, un une autre. Il est nécessaire de dire que le malade avait tous les soirs cent pulsations, quelques frissons. L'appétit était faible, depuis un mois, il avait maigri et perdu des forces. Dès ce moment, mon diagnostic était fixé, ainsi que mon pronostic. Ce malade allait avoir une double phthisie laryngée et des poumons, probablement à marche aiguë. Quelques jours après, malgré le traitement, la maladie se développe rapidement. La fièvre augmente, les crachats augmentent, la fièvre survient, et je me vois forcé de faire partir ce malade qui ne vécut que pendant six semaines à dater de son départ. Ses crachats renfermaient alors des quantités considérables de bacilles.

Cette observation offre un intérêt réel, car elle indique combien il importe aux praticiens, dans certaines laryngites, d'analyser les crachats et de rechercher s'ils renferment des microbes afin de pouvoir être fixés sur le diagnostic de l'affection.

J'aurais désiré pouvoir répéter les recherches de Merkel, qui lui ont permis de résoudre une question pathogénique jusqu'alors très-controversée, celle de savoir si les bronchites chroniques des diabétiques sont dues à la tuberculose ou à une lésion de nature spéciale. Ce savant, en démontrant la présence des bacilles dans les crachats de ces malades, a démontré qu'il s'agissait d'une véritable tuberculose. N'ayant pas eu à soigner de diabétiques à Allevard, pendant cette dernière saison thermale, je n'ai pu faire aucune expérience sur cet intéressant sujet.

Des effets nocifs des inhalations des gaz acide sulphydrique, carbonique et azote sur les bacilles de la tuberculose.

Ayant reconnu, à la suite d'un certain nombre de recherches microscopiques, faites avec le plus grand soin, que chez les tuberculeux soumis à l'usage des salles d'inhalation d'Allevard, à l'action directe des gaz qui composent l'atmosphère de ces salles, que le nombre des microbes contenus dans les crachats diminuait progressivement à mesure de la durée du traitement, que des malades affectés au 1er degré et même au 2me degré, n'en rendaient plus après un certain nombre de jours pendant lesquels ils avaient fait usage des inhalations, je fis les deux expériences suivantes :

1° J'examinai les crachats aussitôt après avoir été expectorés : ayant constaté qu'ils avaient des bacilles, j'inoculai de suite, sous la peau de deux lapins, des parties de crachats contenant le microbe. Un mois après, les lapins étaient tuberculeux.

2° Je laissai séjourner pendant 20 minutes, dans l'atmosphère de la salle d'inhalation, des parties de ces mêmes crachats en tenant le récipient qui les contenait dans de l'eau dont la température était maintenue à 33 degrés. Ce degré de température était nécessaire, sachant que les expériences de Koch avaient démontré qu'au-dessous de 30°, le bacille ne pouvait pas vivre. J'inoculai des parties de ces crachats à des lapins chez lesquels la tuberculose ne peut pas se développer. Je répétai cette expérience, et l'inoculation ne put produire aucun résultat.

Que devais-je conclure de ces expériences comparatives et contradictoires ? c'est que l'inhalation de ces gaz avait tué le microbe. D'ailleurs, après en avoir essayé la culture, je n'obtins aucun résultat.

Une autre question se présentait :

3° Existe-t-il des bacilles dans l'air d'une salle où se trouvent réunis un ou plusieurs tuberculeux chez lesquels on constate la présence des bacilles dans les crachats. La respiration de cet air doit-elle être considérée comme cause de la contagion ?

Nous allons examiner cette importante question hygiénique :

Pour résoudre cette importante question, j'ai lavé un certain nombre de litres d'air des salles d'inhalation, où avait séjourné un certain nombre de tuberculeux. Les recherches les plus minutieuses, plusieurs fois renouvelées, ne me firent découvrir aucun bacille dans cet air. Je viens encore de renouveler cette expérience il y a peu de jours, en analysant l'air d'une très petite chambre dans laquelle couche un tuberculeux arrivé à la période ultime et dans le poumon droit duquel existe une vaste caverne. La grande quantité de crachats qu'il expectore pendant la nuit, renferme un très-grand nombre de bacilles, et, cependant, il m'a été impossible de constater dans l'air infect de cette petite pièce, la moindre trace de bacilles.

J'avais lavé dans des tubes de Liebig, deux mille litres d'air une fois, et de quatre à cinq mille litres dans d'autres analyses. D'ailleurs, comme vient de le dire à l'Académie de Médecine M. le professeur Germain Sée, on ne trouve jamais de bacilles dans l'air, et, comme Koch l'a démontré, le microbe ne pourrait y vivre dans une atmosphère dont la température n'atteindrait pas 35 degrés. Il est donc positif et démontré que cet air ne peut être contagieux.

Les bacilles se trouvent, pour ainsi dire, fabriqués par le malade lui-même. La température dans laquelle ils peuvent vivre et se développer oscille entre 36 et 40 degrés, température du corps humain.

Que devais-je conclure de ces expériences ? C'est que le bacillus est un caractère essentiel de la tuberculose, qu'on peut le considérer comme la cause et l'effet de la maladie. En présence de ce fait que l'inoculation des bacilles détermine la tuberculose chez les animaux, ne produit plus d'effets lorsque le bacille a été en contact avec les gaz sulphydrique, carbonique et azote contenus dans l'air de ces salles d'inhalation d'Allevard, et que la culture en devient impossible, qu'il ne peut pas être inoculé et produire la maladie, n'est-on pas en droit de conclure ce qui suit :

Ces faits expliquent pourquoi la médication sulfureuse, au moyen des salles d'inhalation de gaz sulfhydrique, détermine si souvent à Allevard la guérison de la tuberculose au 1er degré et même quelquefois au 2me degré, améliore si souvent l'état des malades arrivés au 3me degré. Telle est l'explication que je suis en droit de donner sur les guérisons que j'ai obtenues depuis 27 années. Je me réserve, à la saison thermale prochaine, de recueillir de nouvelles observations de tuberculose à tous les degrés de la maladie. En attendant, je suis en droit de dire, d'après les faits que j'ai observés :

Le bacillus tuberculosus meurt au contact des gaz contenus dans les salles d'inhalation d'Allevard.

Quels sont ces gaz, et dans quelle proportion s'y trouvent-ils combinés ?

Il est évident qu'en étudiant la composition chimique de l'eau sulfureuse d'Allevard qui fournit par litre :

Produits gazeux	centimètres cubes
Gaz acide sulfhydrique libre........	24,75
— carbonique....................	97,00
— azote.........................	41,00

On comprend que ces gaz, dissous dans l'eau minérale, recueillis et
amenés dans une salle, y formeraient une atmosphère dont la quantité
de gaz pourrait être réglée à volonté, et qu'il serait facile de renouveler au moyen d'une ventilation régulière. En conséquence, je conçus
l'idée, il y a 27 années, d'amener directement l'eau de la source, d'éle-
ver le jet à une certaine hauteur, de le faire retomber sous forme de
pluie, ce qui permettrait aux gaz de se dégager facilement et de se répandre dans la salle lorsqu'elle eut été construite. Je recherchai, de
concert avec M. Ossian Henry et le général Morin, conservateur du
Conservatoire des Arts et Métiers de Paris, quelle pouvait être la composition chimique de l'atmosphère de cette salle. Les diverses analyses
que nous fîmes, nous démontrèrent qu'un individu qui séjourne pendant
une heure dans cette salle, et qui fait pénétrer dans ses poumons 320 litres d'air, quantité moyenne que la respiration fait passer dans les organes respiratoires pendant ce temps, respire :

Gaz acide sulfhydrique	....	52 lit.	940
—	carbonique	30	288
—	azote...................	210	»
—	oxygène	63	052

Ces chiffres nous indiquent que les malades respirent par heure 52 litres 1/2 de gaz sulfhydrique qui tue les bacilles ; ainsi s'expliqueraient
les guérisons obtenues à Allevard de phthisie au 1er degré et même au
2me ; mais au 3me degré, lorsque la fonte des tubercules a produit des
cavernes, a désorganisé le tissu pulmonaire, le nombre des bacilles
augmente en raison des lésions constatées par l'auscultation.

L'inhalation à laquelle on soumet les malades fait diminuer le nombre des bacilles, et, à mesure qu'ils éprouvent de l'amélioration, les recherches microscopiques indiquent une diminution du nombre des bacilles dans les crachats des malades.

Au 3me degré, alors que les crachats contiennent une grande quantité
de pus, les bacilles deviennent extrêmement nombreux, et, bien que
l'inhalation en fasse diminuer la quantité, la maladie suivant sa marche
progressive, les microbes se développent avec une extrême facilité.

En présence des faits observés à Allevard par l'inhalation des gaz, il
était indispensable de faire des expériences comparatives, afin de savoir
quel était l'agent de destruction du microbe.

*Recherches concernant l'action du gaz sulfhydrique pur
sur le bacillus tuberculosus.*

Connaissant les travaux de Froschauer en Allemagne, sur l'action de
l'inhalation du gaz sulfhydré pur, comme préservatif des affections con-
tagieuses par leurs microbes, insérés dans son mémoire publié en 1881,
et, ayant recueilli à Allevard de nombreuses observations me prouvant
que depuis leur création, il ne s'était développé dans ces salles aucune
moisissure, que les substances fermentescibles ne pouvaient s'y développer, bien qu'elles présentassent toutes les conditions d'humidité de tem-

pérature pouvant donner lieu au développement de champignons, de microcoques, etc., je fis les expériences comparatives suivantes, confirmant les faits avancés par Froschauer :

Ce savant a publié les faits suivants :

1° Lorsqu'on place un morceau de citron dans une atmosphère d'hydrogène sulfuré, les moisissures ordinaires ne l'envahissent pas. Il en est de même du pain, de la crême, du fromage ;

2° Les souris, auxquelles on inocule le virus septique, résistent parfaitement à cette inoculation, à la condition de les placer dans une atmosphère légèrement sulfhydrée. D'autres souris, au contraire, inoculées de la même façon, mais laissées à l'air libre, succombent rapidement ;

3° Enfin, les moutons inoculés de la clavelée, échappent à cette maladie quand on les oblige à inhaler un peu d'hydrogène sulfuré, tandis qu'un autre groupe de ces animaux abandonné à l'air libre sans ce traitement, prend l'affection virulente et meurt.

Tenant compte des faits avancés par le savant allemand Froschauer, nous avons fait les expériences suivantes : Nous avons pris quatre souris, nous les avons inoculées en leur injectant sous la peau des parties de crachats contenant des bacilles. Nous avons placé deux de ces souris dans une cage et dans une des salles d'inhalation, où elles ont séjourné pendant un mois, respirant l'air de ces salles, tandis que les deux autres souris sont restées à l'air libre. Après six semaines, les deux souris qui étaient restées sous l'action des gaz de la salle, furent tuées, et l'autopsie permit de constater qu'elles n'avaient aucune trace de tuberculisation, tandis que les deux autres étaient remplies de tubercules.

Depuis le 10 novembre jusqu'à ce jour, 8 février, nous avons expérimenté séparément, chacun des gaz contenus dans l'eau d'Allevard, afin de bien connaître l'action de chacun d'eux sur la tuberculose, sur le bacillus. Voici comment nous avons opéré :

Pour obtenir le gaz sulfhydrique pur, nous avons remplacé les flacons de Woulf, de l'appareil ordinaire, par une éprouvette reliée directement au flacon laveur, et nous avons pu recueillir le gaz sur l'eau. Les chimistes allemands possèdent un appareil particulier qui permet d'obtenir extemporairement le gaz, en ouvrant simplement un robinet ; il est construit sur le principe de la lampe de Gay-Lussac, et connu sous le nom d'appareil de Kipp.

Dans nos expériences nous avons recherché quelle était la quantité de gaz sulfhydrique qu'un malade pouvait respirer sans en être incommodé, et nous avons adopté pour ces inhalations le gaz qui se dégage de flacons d'eau saturée de gaz sulfhydrique par 2 volumes pour 1 volume d'eau répandue dans l'atmosphère d'une salle, donnant ainsi par litre d'air que le malade respire 24 centimètres cubes de gaz.

Nous croyons devoir rapporter à l'appui, les quatre observations suivantes :

1re OBSERVATION

Ayant constaté dans les crachats d'un malade de la Suisse, qui nous a été adressé à Nice, par M. le docteur Mayor, la présence d'un grand nombre de bacilles, nous avons recueilli quelques crachats du matin. Nous en avons inoculé des fragments, avec une lancette préalablement flambée à la lampe à esprit de vin, à deux lapins, et à deux cobayes, les uns le 12 novembre dernier, et les autres le 19. Dès le vingtième jour, les deux cobayes étaient malades, et leur autopsie faite le 5 janvier, me démontra qu'ils étaient complètement tuberculeux. Ils étaient restés à l'air libre, tandis que les deux autres lapins, qui avaient été pendant trois semaines, soumis trois fois par jour à l'inhalation du gaz sulfhydrique pur, et pendant une demi-heure, sont restés bien portants. Leur autopsie faite il y trois jours, m'a permis de constater que tous les organes étaient parfaitement sains.

2e OBSERVATION

Ayant fait cracher le malade dans un petit ballon plongé dans un récipient à la température de 36', nous avons fait pénétré un léger courant de gaz sulfhydrique à 3 %. Au bout de dix minutes, nous avons inoculé des parties de ces crachats à deux lapins, le 21 novembre. Ces animaux ont vécu jusqu'au 2 février en parfaite santé.

Nous nous étions assurés que les crachats inoculés renfermaient des bacilles. La culture faite avec les portions de ces crachats qui n'avaient pas été exposés à l'action du gaz sulfhydrique, après trois semaines renfermaient de nombreux bacilles, qui, inoculés à des cobayes, communiquèrent la tuberculose à ces petits animaux.

Ayant placé dans du bouillon de poulet des parties de crachats préalablement soumis à un courant d'acide sulfhydrique, il ne s'est produit aucune culture.

3e OBSERVATION

Nous avons soumis ce malade à l'inhalation du gaz sulfhydrique pur, en faisant dégager dans sa chambre fort petite, la quantité de 3 % de gaz. Ces inhalations sont renouvelées quatre fois par jour et pendant 15 minutes. Les crachats examinés après douze jours, contenaient moins de bacilles. Nous répétons les recherches tous les deux jours, pour nous assurer si réellement le nombre des microbes diminuait progressivement. Nous constatons les mêmes phénomènes que nous avions observés à Allevard chez les phthisiques respirant dans les salles, et dont le nombre de microbes diminuait à mesure que les malades se trouvaient mieux. Après vingt-sept jours d'inhalation, alors que la surface cutanée, que la sueur répandait une odeur caractéristique de soufre, que les crachats renfermaient du sulfure de sodium, l'inoculation des crachats recueillis, faite sur un cobaye, n'a pu produire la tuberculose chez ce petit animal. Il nous parut évident que le gaz sulfhydrique avait détruit les bacilles.

4e OBSERVATION

Voulant imiter la méthode des inhalations usitées à Allevard, nous faisons inhaler du gaz sulfhydrique pur à une malade atteinte de tuberculose au deuxième degré, en faisant dégager ce cas préalablement dissous dans l'eau, à la dose de vingt-sept centimètres cubes par litre.

Nous nous servons d'un récipient en zinc, métal qui n'est pas attaquable par le gaz et contenant 50 litres d'eau. Ce récipient est placé à 3 mètres 40 centimètres du sol. Le fond est percé d'une petite ouverture d'où l'eau s'écoule par un jet de 2 centimètres; l'eau tombe de cette hauteur dans un large vase en zinc et laisse dégager le gaz dissous dans l'eau, que le malade respire quatre fois par jour pendant quinze minutes.

Le malade s'est très-vite habitué à la respiration de ce gaz et voici ce que nous avons observé.

Les crachats ayant été examinés avant l'expérience, nous y avons constaté la présence du microbe en plus ou moins grande quantité, suivant que nous examinions ceux du matin ou ceux du soir. Dès le dixième jour, le nombre des bacilles avait diminué ; nous avons renouvelé ces recherches tous les trois jours jusqu'au 23 janvier, et nous nous sommes assurés que leur nombre était devenu très-minime. L'état de la malade s'était amélioré et après un mois ou trois semaines, elle reprendra ce mode de traitement.

Ces faits, bien observés, démontrent évidemment que le gaz sulfhydrique inhalé dans les proportions de 24 à 25 centimètres cubes par litre d'air ou 3 %, non seulement détruit le bacille, mais s'oppose à sa prolifération dans les voies respiratoires. Le contact de ce gaz tuant le microbe ne permet pas sa culture.

Encouragé par ces faits bien observés, nous allons continuer nos expériences dont nous publierons les résultats, et qui nous démontrent la portée de la découverte importante que nous avons faite.

CONCLUSIONS

Il résulte de toutes les expériences que nous venons d'exposer, que nous avons le droit de conclure :

1° La présence du bacillus tuberculosus de Koch se trouve d'une manière constante dans les crachats de tous les tuberculeux.

2° L'air des appartements, des salles d'inhalation d'Allevard, où séjournent un certain nombre de tuberculeux ne renferme pas de bacilles qui, d'ailleurs, ainsi que l'a démontré Koch, et que je l'ai constaté, ne peuvent vivre dans une température au-dessous de 34 degrés.

3° Leur présence facilite le diagnostic, lorsque les signes sthétoscopiques sont insuffisants. Elle vient à l'appui de l'auscultation.

4° Leur nombre varie suivant le degré de la maladie, et la lenteur de sa marche.

5° Dans la phthisie aiguë, les bacilles sont en nombre incalculable, augmentant avec l'intensité et la progression de la maladie.

6° Existe-t-il un moyen rationnel, pratique, capable de détruire le microbe et de guérir la tuberculose ou de l'enrayer dans sa marche ?

7° Les observations que nous avons recueillies à Allevard depuis vingt-sept années que nous y avons créé la méthode des inhalations gazeuses, nos recherches microscopiques que nous venons d'exposer, les guérisons de tuberculose au premier degré, obtenues chaque année à Allevard par le séjour des malades dans les salles d'inhalation de gaz sulfhydrique fourni par l'eau d'Allevard ; les améliorations et quelques guérisons obtenues au deuxième degré de la maladie ; les améliorations observées au troisième degré et même quelques guérisons bien constatées chez des malades n'ayant qu'une caverne, les expériences que nous venons de faire à Nice sur l'action de l'inhalation du gaz sulfhydrique pur nous autorise à dire :

Les bacilles meurent soit au contact du gaz sulfhydrique qui entre dans la composition de l'atmosphère des salles d'inhalation gazeuse d'Allevard, soit au contact du gaz sulfhydrique pur, et la tuberculose peut être modifiée et guérie par cet agent thérapeutique.

Maintenant que nous avons exposé nos observations si concluantes sur la respiration du gaz sulfhydrique dans les salles d'inhalation d'Allevard, qu'une expérience de vingt-neuf années de l'emploi de ce puissant moyen thérapeutique, nous a prouvé par les nombreuses guérisons obtenues, l'efficacité du gaz sulfhydrique, il nous paraît indispensable de citer l'extrait suivant d'un remarquable travail publié dans les derniers numéros de la *Revue hebdomadaire de thérapeutique générale et thermale*. L'auteur y résume toutes les tentatives des moyens thérapeutiques essayés sans succès jusqu'à ce jour, soit en Allemagne, en Angleterre et en Italie. Dans les différents mémoires que nous avons publiés depuis plus de quinze ans, et dont l'un nous a valu une médaille d'or de la part de l'Académie de Médecine, nous avions démontré les heureux résultats que nous avons constamment obtenus de l'inhalation des gaz composant l'atmosphère des salles d'inhalation d'Allevard. Nous n'avions pu, avant nos dernières expériences, nous rendre compte du mode d'action de ce moyen thérapeutique et ce sont nos recherches microscopiques que nous avons décrites, dans ce mémoire adressé à l'Académie de Médecine, qui nous ont montré que ce gaz tuait les microbes, et dès qu'ils étaient soumis à l'action de l'acide sulfhydrique, toute inoculation devenait impossible.

C'est donc évidemment le seul agent thérapeutique pouvant tuer ce parasite, ne présentant pour les malades aucun inconvénient qui puisse être efficace contre la phthisie ; mais comme nous l'avons dit, le praticien ne doit pas perdre de vue qu'il doit être médecin et qu'il doit employer conjointement toutes les ressources médicales hygiéniques capables de pouvoir contribuer à relever les forces épuisées de l'organisme que l'expérience clinique de tous les temps a jugé propres à modifier les fâcheuses conditions de cette dégénérescence organique. C'est surtout au premier degré, que les guérisons sont nombreuses ; au deuxième degré, les chances de guérir diminuent à mesure que la maladie détermine de plus graves désordres dans les poumons.

Du traitement et de la prophylaxie de la tuberculose dans ses rapports avec la découverte du bacille de Koch.

Extrait du *Bulletin de Thérapeutique générale* du 24 février.

« Les tentatives faites sur le terrain de la thérapeutique ont été moins heureuses. Partant de cette donnée très-discutable, que la tuberculose est une maladie parasitaire et que tout le danger, dans cette maladie, provient de la présence des bacilles dans les organes du malade, on s'est flatté d'enrayer la tuberculose pulmonaire dans sa marche, de juguler le mal en agissant directement sur les parasites, au moyen des antiseptiques. C'est dans les hôpitaux de Berlin qu'on a fait l'application de ces idées préconçues au traitement de la tuberculose. Les résultats obtenus dans les services de M. Leyden et de M. Frentzel ont été déplorables. Et cependant, des détails fournis par M. Hiller (1), assistant de M. Leyden, il résulte qu'on s'était placé dans les conditions les plus favorables au succès : On avait choisi des malades dont l'état général était encore très-satisfaisant, qui avaient conservé bon appétit, de l'embonpoint et des forces, qui pouvaient encore se promener en plein air, et chez lesquels l'examen de la poitrine autorisait à admettre l'existence d'une lésion pulmonaire peu avancée. De plus, ces malades étaient soumis à une alimentation fortifiante, à l'usage de l'huile de foie de morue, de l'alcool (sous forme de vieille eau-de-vie) du phosphate de chaux en décoction. Avec cela, on a fait sur eux des expériences véritablement dangereuses, consistant à *injecter* directement, dans le poumon, à travers un espace intercostal, et à l'aide de la seringue de Pravaz, des substances irritantes, telles que l'alcool, le sublimé, l'acide borique, l'acide salicylique, l'acide arsénieux, l'iodoforme, le brome, et à leur faire inhaler, sous forme de vapeurs, ou à leur faire pénétrer dans les voies respiratoires, sous forme d'inhalations, ces mêmes substances réputées antiparasitaires.

Quelques malades ont été améliorés, mais cette amélioration trouve une explication suffisante dans le régime réparateur et les bonnes conditions d'hygiène dans lesquelles ils se trouvaient placés, d'après ce qui a été dit plus haut. La plupart des tuberculeux qui ont fait l'objet de ces expériences s'en sont fort mal trouvés : Les injections poussées directement dans les poumons sont très-douloureuses, au point que beaucoup de malades ont refusé de s'y soumettre après un premier essai. Quand la substance injectée est douée de propriétés irritantes, son contact avec la muqueuse des bronches provoque de violentes quintes de toux, qui peuvent avoir pour résultat une hémoptysie grave ; un des malades dont parle M. Hiller, en a fait la triste expérience. Pourtant, le sublimé était employé à l'état de dilution extrême ($^1/_{1000}$). Ces injections de sublimé dans le parenchyme pulmonaire ont eu d'autres conséquences fâcheuses, c'est-à-dire des symptômes d'intoxication mercurielle : stomatite, salivation, anorexie, goût métallique, diarrhée, prostration. Sous forme d'inhalations et de pulvérisations, le sublimé, toujours en solution très-étendue, n'a pas été mieux supporté, et son efficacité a été nulle dans des cas de tuberculose laryngée où, cependant, la substance parasiticide venait en contact direct avec les foyers d'invasion des germes infectieux. Il importe d'ajouter, que de toutes les substances parasiticides employées dans le cours de ces recherches cliniques ou toxicologiques, comme on voudra, c'est le sublimé qui a donné les résultats les plus satisfaisants ; que malgré l'intolérance manifestée par la plupart des malades, à l'égard des injections de sublimé poussées directement dans les poumons, 19 tuberculeux ont résisté pendant six semaines, durant lesquelles on leur a fait en tout quarante injections. De ces 19 malades, 5 sont morts au bout de très peu de temps. Quelques-uns ont éprouvé une amélioration qui n'était pas plus franche que celle que

______

(1) HILLER. *Zeitschrift für Therapie*. 1883, n° 13.

l'on voit se produire chez des tuberculeux peu avancés, mis au repos et à un régime fortifiant. L'inutilité du traitement a été reconnue d'ailleurs par ceux-là même qui ont eu l'idée de ces expériences de médication antiparasitaire. M. Hiller déclare en propres termes, qu'avec aucune des substances parasiticides employées, il n'a été possible d'enrayer la lésion pulmonaire dans sa marche, ni d'obtenir la disparition des bacilles contenus dans les crachats.

Avec un peu de sévérité, on pourrait être tenté d'attribuer une part à l'action toxique de la médication, dans la mortalité hâtive qui frappa un certain nombre des tuberculeux traités par les injections intra-pulmonaires de sublimé. Il est incontestable, en tout cas, que dans une maladie comme la tuberculose chronique, dont le véritable danger réside dans l'atteinte portée à l'état général, des accidents d'intoxication mercurielle ne peuvent qu'aggraver la situation des malades. Sans compter que dans un cas mentionné par M. Hiller, le traitement par les injections parenchymateuses de sublimé fut réellement homicide : Le malade, un tuberculeux sujet à des attaques d'épilepsie, fut pris de violentes convulsions à la suite d'une injection de sublimé dans le tissu pulmonaire, et il succomba dans l'état de mal !

Faut-il rattacher à ces tentatives de médication antiparasitaire les essais faits récemment en Allemagne avec les arsenicaux administrés *per os*, dans le traitement de la tuberculose ? Nous ne le croyons pas. Ces essais, qui ont eu un certain retentissement dans la presse médicale allemande, ne nous ont rien appris de nouveau en France, où la médication arsénicale n'a pas cessé d'être en usage dans le traitement de la phthisie pulmonaire, non pas avec le dessein de tuer des petites bêtes, mais pour lutter contre la consomption tuberculeuse ; en effet, aux yeux de tous les pharmacologistes et de tous les thérapeutistes, les arsenicaux passent pour des *agents d'épargne*, pour des substances qui, à doses convenables, enrayent la dénutrition de notre organisme.

Donc, jusqu'ici, la découverte de Koch n'a eu aucune influence sur le traitement de la tuberculose pulmonaire. Les tentatives de thérapeutique parasiticide, mentionnées plus haut, et qui ont porté sur un nombre respectable de malades, choisis parmi ceux qui offraient les meilleures chances de guérison, ont donné les résultats les plus décevants. Ces tentatives sont condamnables, eu égard aux dangers qu'elles ont fait courir aux malades. La doctrine déjà ancienne, qui veut que ce qu'il y a de plus funeste pour un tuberculeux, c'est de devenir phthisique, et que le médecin doit s'attacher, avant tout, à prévenir et à combattre la consomption dans les cas de lésions tuberculeuses, cette doctrine apparaît plus que jamais comme une vérité de premier ordre. Après comme avant la découverte du bacille de Koch, le seul traitement de la tuberculose, doué d'une certaine efficacité, réside dans l'emploi des moyens qui tendent à mettre le malade en état de résister aux conséquences des lésions organiques causées par l'infection tuberculeuse. En tête de ces moyens figure la suralimentation, associée aux remèdes susceptibles d'enrayer la dénutrition de nos organes et de nos tissus, comme le rappelait M. Fernet dans la dernière séance de la Société Médicale des

Hôpitaux. Or, suralimenter un malade qui offre les signes cliniques d'une lésion pulmonaire commençante, lui introduire dans l'estomac, par le gavage, des œufs, du lait, de la poudre de viande, de la farine de lentilles, le mettre à l'usage de l'huile de foie de morue, de l'arsenic, du bon vin, de l'alcool à doses modérées, le soustraire à l'influence nocive des intempéries et des variations brusques de température, ou encore l'aguerrir contre ces mêmes influences à l'aide des ressources de l'hydrothérapie, voilà une thérapeutique qui n'a rien d'anti-parasitaire. C'est pourtant la seule dont il y ait à attendre de bons résultats ; le succès, bien entendu, dépendra, en grande partie, du degré des lésions organiques au moment où le traitement est mis en œuvre.

Reste la question d'hygiène et de prophylaxie. Depuis longtemps, on soupçonnait la tuberculeuse d'être contagieuse. C'est à un médecin français, à M. Villemin, que revient l'honneur d'avoir démontré l'inoculabilité des produits tuberculeux ; à M. Koch, celui d'avoir isolé et mis au jour l'agent infectieux qui communique à la matière tuberculeuse sa virulence. Depuis cette découverte, beaucoup d'hygiénistes ont fait table rase de tout ce que l'expérience du passé nous avait appris touchant les causes de la phthisie pulmonaire, pour édifier l'étiologie et la prophylaxie sur des bases purement spéculatives. Ces préoccupations se sont fait jour déjà au Congrès d'Hygiène réuni à Genève dans le courant du mois de septembre 1882.

Un médecin italien très-distingué, le professeur A. Corradi, de Pavie, parlant des mesures à prendre pour limiter les ravages de la contagion tuberculeuse, est allé jusqu'à réclamer la création d'hôpitaux spéciaux pour les phthisiques, permettant de soumettre ces malades à un isolement rigoureux. Ce serait là une innovation barbare, dont la mise à exécution se heurterait à des impossibilités matérielles que chacun devine. Pour la légitimer, il faudrait pour le moins qu'il fût démontré que l'atmosphère dans laquelle vit un tuberculeux est chargée des germes virulents de la tuberculose, et sert de voie de propagation au contact. Or, c'est la preuve du contraire, que viennent de fournir deux compatriotes de M. Corradi, MM. A. Celli et G. Guarnieri (1) de Rome. Ces deux médecins, attachés à l'Institut anatomo-pathologique de l'Université de Rome, ont fait, à l'aide d'appareils perfectionnés, des recherches dont le but était de connaître jusqu'à quel point l'atmosphère en contact avec les émanations des tuberculeux se charge des principes infectieux de la tuberculose. C'est l'air des salles des hôpitaux de Rome qui a été utilisé pour ces analyses. Voici, en substance, les résultats tout-à-fait consolants, obtenus par MM. A. Celli et G. Guarnieri :

1º Des crachats de tuberculeux, frais ou datant de plusieurs jours, mais non encore desséchés, ne laissent point se répandre dans l'atmosphère ambiant les bacilles qu'ils renferment, soit que la partie aqueuse de ces crachats s'évapore, soit que ceux-ci viennent en contact avec de l'air en mouvement. Néanmoins, en tenant compte de la grande résistance vitale dont sont doués les bacilles découverts par Koch, MM. A.

____

(1) *Archivio per le Scienze mediche*, Vol. VII. Nº 16.

Celli et G. Guarnieri conseillent de désinfecter journellement les vases dans lesquels sont recueillis les crachats des phthisiques ;

2° Dans les circonstances ordinaires, l'air expiré par les phthisiques ne tient pas en suspension des bacilles tuberculeux ou, ce qui revient au même, le virus spécifique de la tuberculose. Par contre, il est très-vraisemblable qu'à la suite des quintes de toux un peu violentes, les phthisiques rejettent dans l'atmosphère qui les entoure, en même temps que des produits d'expectoration, les germes infectieux de la tuberculose ;

3° Dans les chambres où séjournent des phthisiques, et qui sont restées closes et sans ventilation pendant toute une nuit, l'air au repos ne renferme pas de bacilles tuberculeux.

Pour les deux médecins italiens dont nous mentionnons ici les recherches, l'entassement des phthisiques dans des salles communes entraîne une mortalité plus élevée, parce que la vue de compagnons de souffrances et de mourants exerce sur l'état physique et moral des phthisiques une influence délétère qui retentit sur la marche de la lésion pulmonaire. Ce qui n'est pas contestable, disent les deux auteurs en cause, c'est que dans les hôpitaux de Rome, des phthisiques mis en traitement dans des salles communes, avec d'autres malades, n'ont pas rendu ces derniers tuberculeux, et que le personnel préposé au service des salles n'a pas davantage subi les atteintes d'une pareille contagion. MM. Celli et Guarnieri font observer encore que le bacille de Koch a besoin, pour vivre et se multiplier, d'une température de 30° à 41°, température supérieure à celle de l'atmosphère ambiante dans les circonstances ordinaires.

Les recherches de MM. Celli et Guarnieri ne font, en somme, que corroborer un fait d'observation vulgaire, c'est que le séjour dans les salles d'hôpitaux où de nombreux phthisiques se trouvent sans cesse en traitement, comme il arrive dans les hôpitaux des grandes villes, n'expose aucunement le personnel hospitalier à la contagion tuberculeuse. Ce fait mérite d'être pris en sérieuse considération par les partisans à outrance de la théorie contagioniste de la tuberculose. Il ne suffit pas de constater, dans les crachats des phthisiques, la présence de bacilles susceptibles de reproduire la tuberculose par voie d'inoculation, pour être en droit de conclure, par induction, que cette maladie ne se transmet que par voie de contagion, encore beaucoup moins pour prétendre traiter les tuberculeux comme de vrais parias. On ne saurait trancher à *priori*, les problèmes difficiles que soulève l'étiologie de la tuberculose. Bon nombre de ces problèmes ne sauraient être élucidés sans le concours de l'observation clinique, et, à cet égard, on doit se féliciter de l'initiative qui a été prise par des comités de médecine, en Angleterre et en Allemagne, pour associer le plus grand nombre possible de praticiens à une enquête collective sur les causes et le mode de transmission de la tuberculose. En attendant que des enquêtes de ce genre aient produit tous les résultats qu'on est en droit d'en attendre, nous en sommes réduits, en fait de prophylaxie de la tuberculose, à nous inspirer des enseignements cliniques d'un passé déjà lointain, à admettre, avec un grand degré de vraisemblance, que cette maladie peut être acquise par cohabitation intime avec un phthisique, comme il arrive entre conjoints, que le contact immédiat de la matière virulente, principalement des crachats, avec les muqueuses d'une personne saine, peut être le point de départ d'une infection tuberculeuse, que celle-ci peut avoir pour cause l'usage d'aliments tels que le lait, provenant d'un animal tuberculeux. De ces notions, qui sont de simples présomptions, découlent des enseignements prophylactiques que les médecins éclairés mettaient à profit bien avant la découverte du contage tuberculeux. Mais, jusqu'à plus ample informé, la prophylaxie de la tuberculose consistera, par dessus tout, dans l'emploi des moyens d'hygiène générale et individuelle, destinés à supprimer et à atténuer les causes de débilitation de l'organisme humain, à lutter, en un mot, contre ce que M. Bouchardat a désigné sous le nom pittoresque de misère physiologique.

━━━━━

Extrait du Bulletin de l'Académie de Médecine

(Séance du 29 Janvier 1884)

M. Bourdon. — M. le Dr Niepce, ancien inspecteur des Eaux d'Allevard, a envoyé, à l'Académie, un mémoire manuscrit ayant pour titre : *De la valeur diagnostique de la présence du bacille de Koch dans les crachats, et du principe gazeux à employer pour détruire ce microbe.*

Nous croyons devoir citer l'extrait suivant de l'exposé de M. le docteur Bourdon, à l'Académie :

« Après avoir rappelé les travaux des médecins français et étrangers « qui, dans ces derniers temps, se sont occupés du bacille de la tuber-« culose, M. Niepce, l'auteur de ce travail, rapporte quelques observa-« tions qui viennent à l'appui de ce qui a été établi par ces pathologistes, « relativement à la valeur diagnostique de la présence de ce microbe « dans les produits de l'expectoration des phthisiques.

« M. Niepce, dans une seconde partie tout-à-fait originale, traite une « question très importante de thérapeutique.

« Ayant reconnu, après un grand nombre d'examens microscopiques, « que chez les tuberculeux soumis à l'usage des salles d'inhalation d'Al-« levard, les bacilles contenus dans les crachats diminuaient progressi-« vement, disparaissaient même quelquefois, il voulut rechercher si « cette destruction du microbe n'était pas due à l'action directe des gaz « composant l'atmosphère des salles d'inhalation sur les voies respira-

« toires et, pour cela, il institua les expériences suivantes : D'une part,
« après avoir constaté la présence des bacilles dans des crachats, il en
« injecta des fragments sous la peau de plusieurs lapins et, un mois
« après, ces lapins étaient devenus tuberculeux.

« D'autre part, il inocula à des animaux de la même espèce, des cra-
« chats contenant également des microbes de Koch, mais après avoir
« laissé séjourner ces crachats pendant dix minutes dans une salle d'in-
« halation dont la température dépassait 30 degrés. Un mois après, les
« lapins de cette seconde série étaient bien portants et, deux mois après,
« leur autopsie ne révélait la présence d'aucun tubercule.

« Les mêmes crachats, c'est-à-dire ceux qui avaient été soumis à l'ac-
« tion des gaz, ont été mis en culture et trois semaines après, aucun
« microbe ne s'était développé.

« De ces diverses expériences, l'auteur conclut que les gaz qui com-
« posent l'atmosphère des salles d'inhalation d'Allevard, déterminent la
« mort des bacilles. Or, les produits gazeux de ces salles sont : l'acide
« sulfhydrique, l'acide carbonique et l'azote. Il était intéressant de sa-
« voir quel est celui de ces gaz qui possède la propriété de détruire le
« microbe de la tuberculose et celle de guérir la phthisie. Pour répondre
« à cette question, M. Niepce a fait de nouvelles expériences sur des la-
« pins et des cobayes, avec des crachats bacillaires qu'avait traversé
« préalablement un courant de gaz acide sulfhydrique pur, et aucun de
« ces animaux n'est devenu tuberculeux. C'est donc bien à ce gaz qu'est
« due la destruction du bacille de Koch.

« L'auteur explique, par cette action, le bénéfice qu'il a si souvent
« retiré, pour les phthisiques, de l'usage des salles d'inhalation qu'il a
« instituées, il y a 29 ans, à Allevard.

« De nouvelles recherches, faites dans ces derniers temps, tendent à
« lui prouver que les mêmes résultats avantageux peuvent être obtenus
« en faisant respirer ces phthisiques dans des chambres dont l'atmo-
« sphère renferme de 3 à 6 pour 100 de gaz sulfhydrique.

« Il résulte évidemment que les recherches de M. Niepce, répondant
« à une des préoccupations les plus importantes du moment, présentent
« un véritable intérêt. C'est donc une précieuse découverte pour la
« science.

« Si la découverte de la cause de la phthisie appartient à un allemand,
« Koch, c'est un français, M. Niepce, qui a trouvé le moyen de détruire
« la cause de cette maladie si cruelle pour l'humanité. »

17

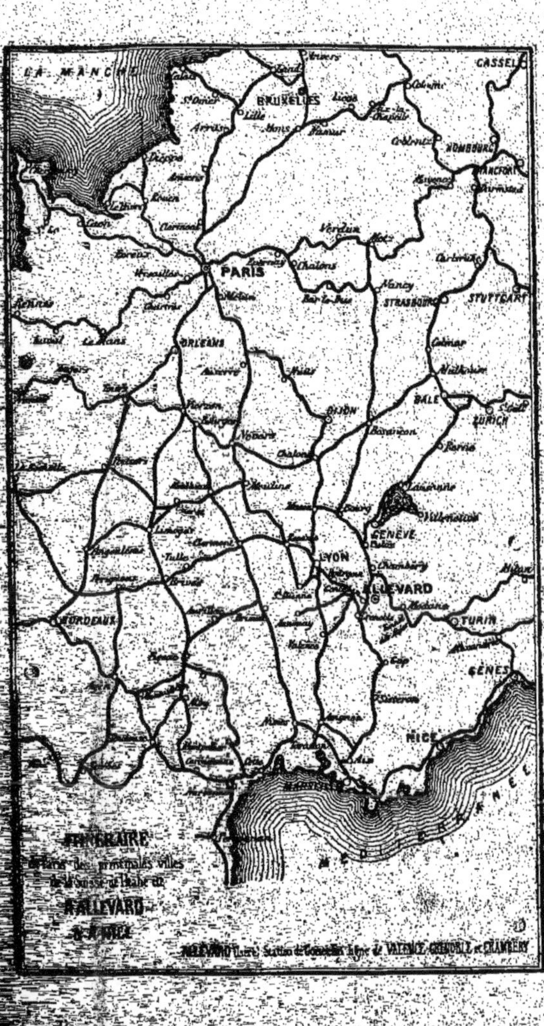

LA MANCHE
CASSEL
St-Omer
BRUXELLES
Lille
Arras
Mons
Namur
HOMBOURG
FRANCFORT
Dieppe
Verdun
Metz
PARIS
Chalons
Nancy
STRASBOURG
STUTTGART
Melun
Bar-le-Duc
Colmar
ORLEANS
Auxerre
DIJON
BALE
ZURICH
Besançon
Lausanne
GENÈVE
LYON
Chambéry
BORDEAUX
TURIN
GÉNES
NICE
MÉDITERRANÉE
ITINÉRAIRE
de Paris aux principales villes
de Suisse et d'Italie en
d'ALLEVARD
et à NICE
ALLEVARD (Isère) Station de Grande Ligne de VALENCE, GRENOBLE et CHAMBÉRY

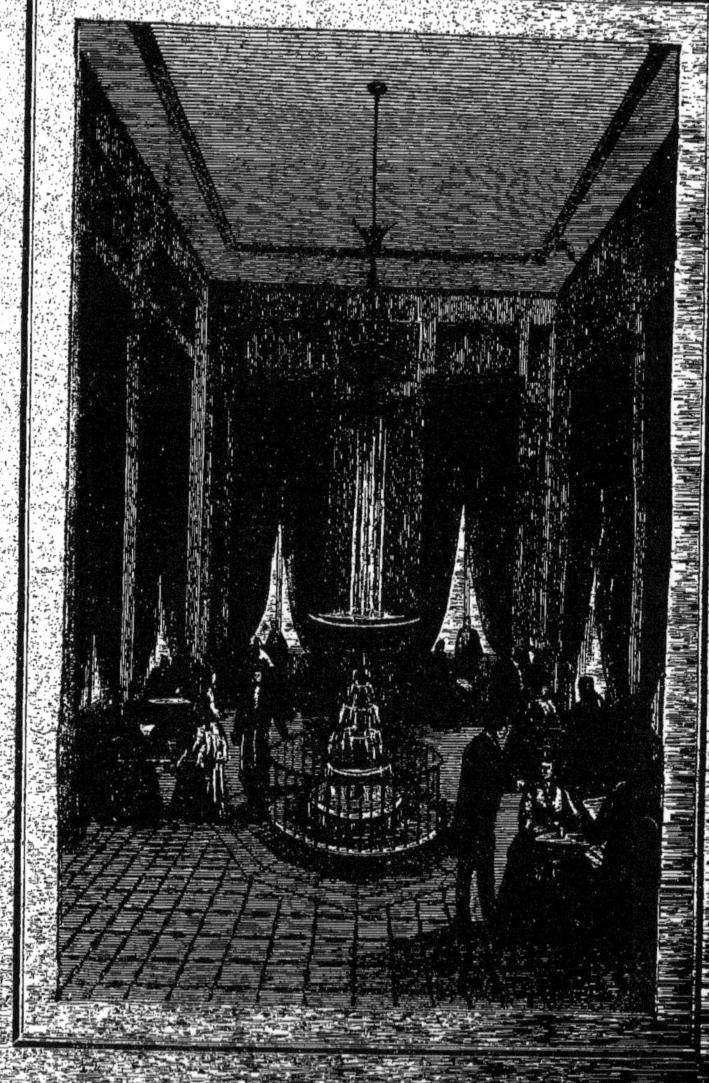

Salles d'inhalation gazeuse froide.

www.ingramcontent.com/pod-product-compliance
Ingram Content Group UK Ltd.
Pitfield, Milton Keynes, MK11 3LW, UK
UKHW021650090726
13657UKWH00004B/1882